AF299198

TUMEURS STERCORALES

PAR

RICARDO L. FLOREZ

CHARTRES

Imprimerie DURAND Frères, rue Fulbert.

—

1878.

TUMEURS STERCORALES

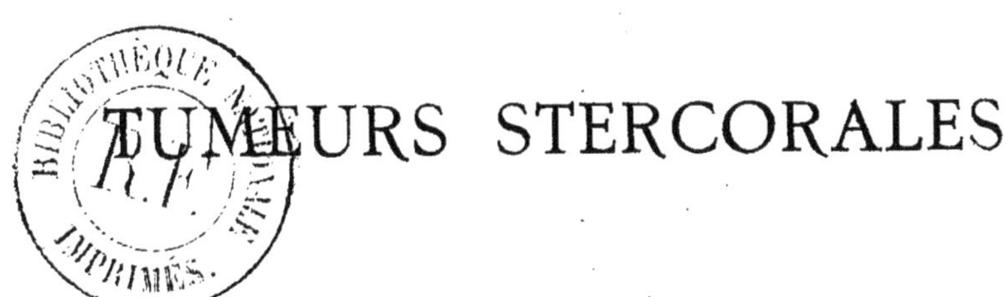

PAR

RICARDO L. FLOREZ

CHARTRES

IMPRIMERIE DURAND FRÈRES, RUE FULBERT.

—

1878.

DES

TUMEURS STERCORALES

Le mot *tumeur*, pris dans le sens restreint qu'on lui réserve aujourd'hui, ne s'applique pas certainement à l'affection que nous allons étudier. Aussi, avions-nous cherché à faire paraître notre travail inaugural sous une autre dénomination; mais nous n'en avons trouvé aucune qui remplaçât avantageusement celle de *tumeurs stercorales* : les unes, n'embrassant pas toute l'étendue de notre sujet; les autres, au contraire, semblant élargir le cercle où nous voulions nous renfermer. Ces raisons nous ont fait repousser des dénominations telles qu'*occlusion stercorale, scybales, concrétions intestinales, occlusion intestinale*, etc.

D'ailleurs, la dénomination que nous employons est celle que l'usage a établie; ce fait seul suffit à la justifier.

Nous appelons donc *tumeurs stercorales* l'accumulation des matières fécales durcies dans un point quelconque du trajet du gros intestin ; accumulation qui produit la dilatation de cet organe et des symptômes plus ou moins graves.

ETIOLOGIE

La condition indispensable à la formation des tumeurs stercorales est la constipation *prolongée*.

C'est chez les personnes habituellement constipées que l'on trouve, le plus souvent, l'entassement des matières fécales ; mais des individus allant régulièrement à la selle peuvent aussi présenter cet entassement, et cela d'une manière plus ou moins subite. Dans ce dernier cas il y a toujours constipation, non habituelle, mais accidentelle, constipation qui a précédé de quelques jours, et même de quelques heures, ce qui est très rare, la formation de la tumeur stercorale.

Nous allons donc étudier très sommairement l'étiologie de la constipation.

Les auteurs ont cherché à faire des classifications physiologiques, et ont assemblé dans un certain nombre de groupes toutes les causes pouvant donner lieu à la constipation ; malheureusement, cela n'est pas possible en clinique : l'on serait souvent dans l'embarras pour déterminer le groupe correspondant à une constipation complexe qui tient à plusieurs causes réunies.

Pour l'interprétation scientifique des causes que nous allons passer en revue, nous croyons indispensable d'étudier la pathogénie de la constipation, et pour cela nous allons voir quelles sont les conditions physiologiques nécessaires au libre cours des matières et à leur expulsion. Ces conditions sont les suivantes :

1° *Intégrité de la sensibilité de la muqueuse intestinale.* — Cette sensibilité est, en effet, le premier facteur du réflexe qui détermine la défécation. Si elle est émoussée ou abolie, la sensation du *besoin* ne se faisant pas sentir, les matières s'accumuleront sans réveiller les contractions musculaires qui doivent les expulser.

2° *Fonctionnement normal des muscles qui concourent à l'exonération de l'intestin.* — Les muscles qui président à la défécation agissent de deux manières tout opposées : les uns, et ce sont les plus nombreux, se contractent pour faire avancer le bol fécal; les autres se relâchent et ne mettent aucun obstacle à cette progression. Parmi les premiers se trouvent les fibres lisses de l'intestin, les muscles larges de l'abdomen, le diaphragme, le releveur de l'anus complété par l'ischio-coxigien, et le transverse superficiel du périnée; parmi les seconds nous avons à signaler seulement les sphincters interne et externe.

Pour que la défécation se réalise, il faut que dans cet antagonisme les premiers soient toujours les plus puissants. S'ils s'affaiblissent, si leur puissance s'abolit, le bol ne bougeant pas, la constipation aura lieu; si, au contraire, dans cette lutte habituellement inégale, le pouvoir toujours faible des sphincters s'accroît tout à coup, au point de fatiguer ses adversaires, le bol ne sera pas plus avancé que tout à l'heure, la constipation sera fatale. — Nous voyons donc que la paralysie musculaire, la paralysie intestinale surtout, aussi bien que le spasme des sphincters, peuvent produire la constipation.

3° *Il faut encore que le bol fécal conserve l'humidité et la mollesse nécessaires à la facilité de son parcours.* — Les causes qui produisent la sécheresse et la dureté des matières peuvent résulter : soit d'un défaut de sécrétion du mucus intestinal ; soit d'une absorption exagérée de la partie liquide des excréments.

4° *Il faut, enfin, qu'il n'existe pas d'obstacle mécanique au cours des matières.* — Cet obstacle peut se trouver dans l'intérieur de l'intestin, dans ses parois, ou en dehors de l'intestin. Quoi qu'il en soit, il peut opposer une barrière plus ou moins infranchissable à l'évacuation des fèces. — Nous y reviendrons.

Nous allons énumérer maintenant les *causes prédisposantes et occasionnelles* de la constipation, dont le mécanisme est plus facile à interpréter après l'étude pathogénique que nous venons de faire.

Nous examinerons successivement :

Le sexe. La constipation est l'apanage de la femme, ce qui est dû à sa vie sédentaire et à l'habitude de résister au besoin, que les convenances sociales lui imposent. Parmi les causes spéciales au sexe dont nous parlons, nous ferons remarquer la *chloro-anémie et l'hystérie*, si fréquentes dans les grandes villes. — Dans ces deux cas, doit-on invoquer une anesthésie de la muqueuse rectale ou bien une paralysie des muscles de l'intestin ? — Il serait peut-être juste d'attribuer à chacun de ces deux états pathologiques la part qui lui est propre.

Les *déviations utérines* sont aussi des causes bien puissantes de constipation. En voici quelques exemples :

Obs. I. — Madame X....., 45 ans, bonne constitution, ayant eu plusieurs enfants à terme, avec accouchement facile, fait appeler M. Ricord en consultation pour une tumeur du petit bassin. Déjà elle s'était adressée à MM. Cruveilhier et Nélaton, qui avaient diagnostiqué une rétroversion de l'utérus. Le corps de cet organe comprimait le rectum et déterminait une constipation opiniâtre, dont la dame se plaignait depuis nombre d'années.

Les symptômes éprouvés sont : un sentiment de gêne et de pesanteur considérable dans le bas-ventre, des douleurs s'irradiant dans les reins et les cuisses, un ténesme insupportable, des débâcles de loin en loin.

Les menstrues ont toujours été normales ; léger écoulement leucorrhéique, jamais de métrorrhagie ni de rectorrhagie. Le toucher vaginal fait reconnaître à M. Ricord la rétroversion diagnostiquée précédemment, et de plus une tumeur qui paraît située dans le rectum. Le doigt, introduit aussitôt dans l'anus, arrive sur une masse très dure, occupant l'ampoule rectale et coiffée par la muqueuse. A un premier examen ces symptômes font songer à un cancer du rectum ; mais cette dureté, étrange pour une pareille tumeur, engage à pratiquer une nouvelle exploration. C'est alors que le doigt, introduit de nouveau et promené sur la surface de la tumeur, arrive sur un point où elle n'est pas recouverte par la muqueuse. En raclant avec l'ongle on ramène quelques débris qu'on reconnaît être des matières fécales.

Le diagnostic était porté : Scybale, due à la compression exercée sur le rectum par le corps de l'utérus en rétroversion.

M. Ricord enleva, non sans quelques difficultés, au moyen des tenettes, etc., les matières contenues dans l'intestin, et la femme fut complètement guérie. (In Senebier.)

Obs. II. — Madame X... souffre, depuis plus de huit mois, d'une rétroversion utérine complète, avec inflexion latérale du côté gauche. Constipation opiniâtre qui a résisté aux purgatifs les plus énergiques. Douleurs incessantes dans le bas-ventre, dans la cuisse et dans le flanc gauche. Ces douleurs sont exaspérées par la station verticale et par la marche, ce qui oblige la malade à garder le lit presque constamment depuis sept mois, et à demeurer couchée sur le côté droit, la cuisse gauche fléchie sur le bassin. L'appétit est complètement perdu et l'haleine de la malade a une odeur qui rappelle celle des matières stercorales. Il y a des nausées continuelles, et aucun aliment ne peut être supporté. La malade se nourrit exclusivement de laitage depuis deux mois. Elle a été soumise à de nombreux traitements sans aucun résultat. Aussi son moral est très affecté, elle est devenue mélancolique et désespère de la guérison, à moins que, comme elle le demande incessamment, on ne lui ouvre le ventre pour en retirer les pierres qui y sont contenues.

Après avoir essayé à son tour, et avec le même insuccès, tous les purgatifs, M. Kœberlé se propose de faire l'ovariotomie pour relever directement l'utérus et le fixer à la paroi abdominale par l'intermédiaire du ligament large, ce qui fut fait. — Le rectum était fortement distendu par une masse énorme de matières fécales très dures, lesquelles furent rejetées quelques jours après à la suite de purgatifs répétés. L'intestin reprit ses fonctions. La cicatrisation était complète au bout d'un mois, et la malade avait recouvré la santé. (In-Kœberlé.)

La *grossesse*, par la compression que l'utérus gravide exerce sur la partie supérieure du rectum, peut déterminer ou prédisposer à la constipation. — Cazeaux se demande s'il ne faudrait pas attribuer ce phénomène à un commencement de chlorose; d'autres auteurs le rattachent à une diminution dans la sécrétion de la bile. (Obs. VII.)

Obs. III. — Madame X..., âgée de 32 ans, d'une constitution forte, toujours bien réglée, est accouchée trois fois sans aucun accident. Pendant ses grossesses, elle n'a souffert que d'une constipation opiniâtre qui la gênait beaucoup; elle ne parvenait à aller à la garde-robe qu'au moyen de lavements, et cela tous les huit jours au plus. Dans l'intervalle des grossesses, Madame X... n'est nullement constipée. — La malade, à ce moment grosse de sept mois et de son quatrième enfant, nous a demandé le moyen de faire disparaître une constipation qui lui causait beaucoup de souffrances. Nous avons conseillé l'emploi des pilules de podophyllin, dont la malade s'est fort bien trouvée. — Madame X... est accouchée heureusement, et aujourd'hui ses selles sont régulières et ont lieu sans aucune difficulté.

A la suite d'un travail prolongé, la *tête de l'enfant* peut, par la pression qu'elle produit, donner lieu à une paralysie intestinale.

Les *suites de couches* se compliquent fréquemment d'une forte constipation, ce qui est dû à l'affaiblissement de l'organisme.

Age. — La paralysie intestinale est fréquente chez les vieillards, aussi l'on trouve souvent chez eux des tumeurs stercorales.

Il faut noter ici une autre cause assez puissante pour

déterminer, surtout chez un individu déjà prédisposé, l'accumulation des matières fécales; nous voulons parler de la *mauvaise mastication*, que l'on trouve fréquemment parmi les personnes d'un âge avancé.

Obs. IV. — Berveiller, dans sa thèse, rapporte l'observation d'un vieillard de 60 ans, ayant toujours joui d'une bonne santé, mais dont les dents étaient toutes tombées; il en résultait une mastication des plus pénibles et très incomplète. M. Desnos lui donnait ses soins à propos d'une constipation datant de cinq jours. Le malade présentait tous les symptômes de l'étranglement interne. Au toucher rectal, M. Desnos détacha un fragment de pomme de terre, non digéré, qui avait échappé à la mastication. L'examen des matières que contenait le rectum fit voir une grande quantité de féculents dans les mêmes conditions.

Certaines affections, que l'on trouve de préférence à un âge avancé, telles que l'*hypertrophie de la prostate* et *les hémorroïdes,* dont nous aurons à parler, peuvent prédisposer à la constipation.

Dans l'enfance, les tumeurs stercorales sont relativement rares; elles sont néanmoins plus fréquentes qu'à l'âge adulte. Voici, à titre d'exemple, un cas de constipation mortelle chez un jeune garçon.

Obs. V. — Il s'agit d'un enfant de huit ans, atteint d'une constipation opiniâtre, et qui succomba aux accidents d'occlusion intestinale.

A l'autopsie, on trouva, entre autres lésions, le gros intestin énormément distendu par des gaz, et dans le rectum, au-dessus du sphincter, un entérolithe de la grosseur du poing. Cette concrétion de forme arrondie, de consistance très dure et uniquement composée de matières fécales durcies, obstruait complètement le calibre de l'intestin.

Les récidives sont fréquentes chez les vieillards, car la tonicité musculaire ne revient chez eux que très difficilement; tandis que chez les enfants, par une raison tout à fait contraire, c'est l'opposé que l'on observe.

Obs. VI. — La nommée Marguerite, âgée de 82 ans, est entrée dans le service de M. Labbé, à l'hôpital de la Pitié. Cette femme, qui a toujours eu une excellente santé, fait remonter sa maladie à plus d'un an. Mais c'est depuis trois mois surtout qu'elle éprouve des douleurs très vives et n'a plus de garde-robes, du moins régulières.

Un médecin de la ville, qui la soignait sans résultat, l'envoya à M. Labbé avec le diagnostic suivant : *tumeur organique du rectum.*

Au premier abord, on pouvait en effet se tromper ; presque tous les symptômes du cancer du rectum étaient réunis chez cette malade, et la marche que nous allons décrire pouvait bien donner le change.

Il y a un an environ, la malade commença à se plaindre de constipation, de pesanteur dans le fondement, puis bientôt de coliques assez vives ; les symptômes allaient en augmentant, et en même temps, les douleurs de ventre devenaient de plus en plus intenses ; la pression sur le côlon descendant et sur l'S iliaque les augmentait. Le ventre était un peu ballonné.

Les envies de déféquer, fréquentes et douloureuses, n'aboutissaient la plupart du temps à aucun résultat ; assez souvent ces efforts inutiles entraînaient le rejet de quelques gouttes de sang. — Cependant, la rétention des matières fécales n'était pas toujours aussi absolue ; après des efforts inouis, il survenait quelquefois une véritable débâcle, qui consistait en une grande quantité de matière liquide, ressemblant à des glaires fétides. A la suite de ces évacuations, la malade était très soulagée ; tous les accidents, coliques, pesanteur au niveau du périnée et ballonnement du ventre, disparaissaient, mais seulement pour peu de temps, car bientôt ils revenaient de plus belle pour ne cesser qu'avec une nouvelle débâcle.

Les lavements pénétraient mal, en petite quantité, et ce qui entrait était rendu immédiatement.

D'autre part, la malade n'a jamais éprouvé d'accidents de compression ; pas de douleurs dans les cuisses ni dans les jambes ; pas d'œdème de ces parties ; la miction est facile, un peu plus fréquente que d'ordinaire ; pas d'hémorroïdes.

L'appétit est diminué, la digestion difficile, l'assimilation très incomplète ; aussi la malade accuse-t-elle un amaigrissement considérable et une faiblesse extrême ; elle présente, en un mot, tous les symptômes d'une cachexie grave.

Le vagin et l'utérus, très refoulés en avant, ne révèlent au toucher aucune altération.

Le doigt, introduit dans le rectum, trouve, immédiatement au-dessus de l'anus, une tumeur lisse que l'on circonscrit assez facilement. — En isolant avec le doigt la tumeur aussi loin que possible, on ne trouve aucun pédicule, et l'on s'aperçoit alors qu'elle est régulière, dure et non élastique, que l'on peut la déprimer sous une forte pression, et que l'on éprouve, dans ce cas, la sensation que l'on aurait en enfonçant la pulpe du doigt dans du mastic très compacte. — Son volume est celui d'un petit œuf d'autruche.

Les parois rectales distendues sont lisses, sans la moindre altération et immédiatement appliquées sur la tumeur.

On porte le diagnostic de tumeur fécale, et quelques jours après, à l'aide de curettes, on enlève par fragments et sans difficulté une masse de 480 grammes d'excréments durcis qui formaient un tout continu.

Cette masse enlevée, on administra des purgatifs à la malade, qui rendit, le jour de l'opération et les suivants, des noyaux ressemblant à des calculs biliaires.

A partir de ce moment, tous les accidents cessèrent ; la malade reprend son appétit, ses fonctions digestives se régularisent et elle sort un mois après avec une excellente santé.

Un an plus tard, la malade rentre dans le service de M. Labbé pour une affection identique à celle que nous venons de décrire ; on lui enlève les matières qui obstruaient l'intestin, et elle quitte l'hôpital, complètement rétablie, pour y revenir en 1876, portant une nouvelle tumeur qui fut opérée et suivie de la guérison comme les deux précédentes.

Certaines *professions* jouent un rôle plus ou moins grand dans le développement de la constipation. Les unes, celles qui demandent peu d'activité physique et un travail intellectuel excessif, diminuent les sécrétions intestinales ; les autres, celles qui exigent des efforts continuels et qui déterminent par cela même de fortes transpirations, activent l'absorption du gros intestin.

La mauvaise habitude de *résister au besoin des garde-robes* est une cause très fréquente de constipation. Celle-ci doit être rattachée, dans ce cas, à l'anesthésie plus ou moins complète de la muqueuse rectale, déterminée par le contact trop prolongé des matières. Il faudrait invoquer ici deux causes qui ne sont que le corollaire de celle que nous venons de signaler ; ce sont :

d'une part, la fatigue des fibres musculaires due aux contractions inutiles ; d'autre part, le dessèchement des matières résultant de leur long séjour dans l'intestin.

C'est à l'habitude de résister au besoin, concurremment avec le spasme des sphincters, que sont dues les constipations que l'on observe dans les maladies qui rendent la défécation douloureuse (hémorroïdes, fissure à l'anus, etc.).

L'abus de médicaments et d'aliments *astringents*, de *l'opium*, des *purgatifs*, des *lavements tièdes*, sont autant de causes de constipation, qui s'explique soit par un trouble dans la sécrétion de l'intestin, soit par une anesthésie de sa muqueuse ou par une parésie des fibres contractiles.

Les *affections du cerveau* et de la *moelle épinière* (apoplexie, ramollissement, myélites, compressions, etc.) produisent, comme on le sait, des constipations opiniâtres. L'explication de cette classe de constipations est facile à saisir, si l'on remarque les connexions du grand sympathique avec l'axe cérébro-spinal. Ici, ce n'est pas la paralysie intestinale, la seule cause qui détermine la rétention des matières fécales; il faut attribuer une part puissante à la paralysie des muscles abdominaux et du releveur de l'anus, aussi bien que l'insensibilité de la muqueuse rectale. Il est vrai que dans ce cas les sphincters ne sont plus un obstacle à la sortie des matières, et cela fait que quand elles sont fluides, elles sortent facilement en obéissant aux lois physiques.

Les affections *inflammatoires du péritoine* déterminent, selon la loi de *Stokes,* la paralysie des fibres de l'intestin. — Les *adhérences* résultant de la péritonite chronique sont aussi une cause de constipation, mais par un mécanisme tout à fait différent, dont nous aurons à parler.

Presque toutes les affections de l'*estomac* (gastrites, ulcère rond, gastralgie, etc.) s'accompagnent de constipation, qui doit dépendre d'une parésie sympathique des fibres musculaires de l'intestin.

Les affections *du foie* qui diminuent l'apport de la bile (engorgement chronique, cirrhose, obstruction des voies biliaires, etc.) produisent la constipation, car la bile, comme on le sait, excite les mouvements péristaltiques de l'intestin.

Obs. VII. — Il s'agit d'un jeune garçon de six ans qui, depuis son enfance, a toujours souffert d'une constipation excessive, au point que, avec les purgatifs et les lavements, il n'allait guère plus d'une fois à la garde-robe par quinzaine. La santé commençait à s'altérer, et le ventre était perpétuellement ballonné. Après avoir inutilement employé les lavements huileux, salés, etc., l'auteur fut obligé d'en venir à l'évacuation directe des scybales au moyen de la curette ; de larges lavements huileux débarrassèrent l'intestin, et les selles ainsi évacuées avaient une couleur noir-bleuâtre. Le médecin, se fondant sur cette coloration singulière, admit que la persistance de la constipation tenait à l'absence de sécrétion de la bile et à l'atonie du foie ; il prescrivit l'emploi quotidien du mercure éteint dans la craie, à titre de cholagogue. Au bout de dix jours, les selles commencèrent à être teintées de bile, et à partir de ce moment, le cours des matières intestinales se rétablit régulièrement. (Clarkson Cuthbert, in-Edinburgh, med. Journ. 1876.)

Les *obstacles mécaniques* qui peuvent gêner le cours des matières se trouvent, nous l'avons déjà dit, dans l'intérieur de l'intestin, dans l'épaisseur de ses parois ou en dehors de celles-ci.

Les obstacles qui se trouvent dans l'*intérieur de l'intestin*, peuvent être développés dans l'organisme lui-même ou venir du dehors. Parmi les *premiers* on a signalé les *lombrics*, mais des observations positives font défaut. Des *entérolithes* volumineux ont produit l'arrêt des fèces dans l'intestin. Ces entérolithes méritent bien d'attirer un peu notre attention.

Watson, dans un mémoire que notre excellent ami G. Lacharrière a bien voulu nous traduire de l'anglais, fait remarquer que ces concrétions étaient très fréquentes en Ecosse et que leur fréquence a de beaucoup diminué dans ces derniers temps, grâce à l'amélioration des procédés de préparation de la farine d'avoine pour les usages domestiques.

Les conditions qui semblent être nécessaires à la formation de ces entérolithes sont : 1° l'existence d'un corps étranger dans les intestins pendant un temps suffisant pour permettre la formation d'un dépôt sur sa surface ; 2° la présence dans l'économie d'une quantité de sels calcaires assez considérable pour fournir les matériaux de la concrétion.

Le corps étranger, qui agit aussi comme irritant, doit certainement être insoluble dans les sucs qui se trouvent dans l'intestin, et il est toujours reconnu au centre de la concrétion quand on en fait la coupe.

Nous donnons l'observation suivante comme un exemple d'entérolithe.

Obs. VIII. — Au commencement du mois d'août 1867, le Dr Watson examina le malade J. T. qui se plaignait d'une sensation de poids et de plénitude dans la région du rectum. Il avait de fréquents besoins d'aller à la selle et ne rendait que des flatuosités et des excréments liquides. A chaque effort une masse descendait dans l'intestin et barrait le passage, disait-il. — Le malade était un homme maigre, mince et pâle, de plus de cinquante ans. Il avait une mauvaise santé, et il souffrait depuis plus de vingt ans d'une dyspepsie caractérisée par des douleurs abdominales et des vomissements, avec constipation fréquente.

Au toucher rectal, on reconnaissait de suite deux gros calculs, qui procuraient la même sensation que celle que l'on éprouve lorsqu'on introduit le doigt dans la vessie pour l'opération de la taille.

A l'aide de deux doigts, on fit successivement l'extraction des deux calculs, et le malade éprouva un soulagement complet de tous les symptômes qui l'avaient tourmenté jusqu'alors.

On a cité des *calculs biliaires* ayant donné lieu à l'entassement stercoral.

Obs. IX. — Watson fut appelé auprès de Mlle X..., qui souffrait d'une forte attaque de colique hépatique. — L'examen des excréments ne révéla aucun calcul. —

Après que la colique eut été calmée, la malade se plaignit d'un malaise intestinal assez prononcé, consistant en une douleur mobile, de la flatulence et de la constipation. — Ces symptômes diminuèrent sous l'influence d'une dose de laudanum et d'huile de ricin, qui procura une abondante évacuation bilieuse. La malade ressentait une douleur dans le fondement, assez forte pour l'obliger à jeter des cris perçants pendant les contractions de l'intestin, et elle accusait en même temps la sensation d'une masse solide qui descendait à l'orifice de l'anus, ainsi qu'elle le disait, et qui remontait ensuite de nouveau.

En chloroformisant la malade et en examinant l'intestin, on reconnut une fissure à l'anus qui s'étendait sur toute la hauteur du sphincter. On divisa cette gerçure de la manière ordinaire, et en portant le doigt plus haut dans l'intestin, on sentit une masse dense, de la consistance du mastic, qui avait à peu près le volume d'une grosse orange, mais dont la forme était ovoïde. Cette masse était située trop haut pour pouvoir atteindre avec le doigt son côté le plus éloigné, on la brisa avec le manche d'une cuillère en argent, et l'on put ainsi l'extraire par morceaux. Elle consistait en grande partie en fèces d'une couleur de terre de pipe, parsemés de calculs biliaires en très grand nombre.

Parlons maintenant des obstacles qui se trouvent dans l'intérieur de l'intestin, mais qui viennent du dehors. Ils peuvent avoir été introduits par la *bouche* ou par l'*anus*. Ce sont dans le premier cas, des aliments ayant échappé à la digestion, des noyaux de fruits, des corps étrangers avalés, etc. Dans le deuxième cas, ils sont le résultat de mœurs dépravées, d'idées erronées sur la guérison de certaines affections, comme la diarrhée par exemple, ou bien, cela a été observé chez les forçats, des objets ont été introduits dans le rectum pour les cacher.

Nous devons à l'obligeance de notre bon ami Ch. Labbé l'observation suivante, qui lui a été communiquée par M. Cartaz :

Obs. X. — Pendant mon internat à l'hôpital de Lyon, j'ai vu dans le service de M. Ollier, un vieillard de 70 ans environ, qui fut apporté pour des accidents d'obstruction intestinale, dont je ne pourrais préciser le début, mais cela dépassait 15 jours. L'examen du malade ne faisait constater aucune hernie, mais on percevait facilement dans la fosse iliaque gauche, une tumeur volumineuse, dure, et qui devait être vraisemblablement la cause de l'obstruction. Les renseignements que l'on pouvait obtenir du malade étaient vagues, confus ; ses réponses inintelligibles. Il était, en effet, arrivé à un degré de prostration profonde, et il y avait eu des vomissements bilieux et fécaloïdes. A l'hôpital, on ne constata pas de vomissements, simplement des hoquets. Le toucher rectal fit reconnaître une tumeur fécale, mais fort dure, fort résistante ; une série de lavements et de douches ascendantes fut inutilement employée. En ville, on avait administré, sans résultat autre que de violentes coliques, les purgatifs les plus énergiques.

Le curage du rectum fut pratiqué, et l'on retira une masse compacte de matières fécales et de noyaux de cerise, comparable, comme volume, à une tête de fœtus. — Le malade se rétablit rapidement et l'on apprit que quelque temps auparavant, il avait mangé une grande quantité de cerises, sans en enlever au préalable les noyaux.

Voici encore une autre observation que nous reproduisons d'après le mémoire de M. Boys de Loury :

Obs. XI. — Etant étudiant, on me donna un cadavre, dont le ventre ballonné était couvert de piqûres de sangsues et d'un large vésicatoire. En ouvrant l'abdomen, je fus fort surpris de trouver à la place de l'estomac, ou pour mieux dire, le refoulant en haut, une énorme poche à parois très lisses, distendue par des matières fécales ; c'était le côlon transverse, presque égal partout dans son diamètre, jusqu'à son union avec le cœcum. Celui-ci avait le volume d'une tête d'adulte. Des matières concrètes séparées en boulettes du côté de l'S iliaque, un magma fétide et épais dans l'arc du côlon, se terminant au commencement de cet intestin, ainsi que dans le cœcum, par une bouillie dense et serrée, au milieu de laquelle se trouvaient disséminés un grand nombre de noyaux de cerises, quoique nous fussions au mois de novembre ; le nombre n'en montait pas cependant à plus de six cents, plusieurs étaient incrustés dans la muqueuse de l'intestin.

Les obstacles qui existent dans les *parois* mêmes de l'*intestin* sont le résultat de toutes les affections pouvant rétrécir cet organe. — Les causes les plus fréquentes sont les *rétrécissements* de diverse nature que l'on observe dans ce conduit (cancéreux, syphilitiques, dyssentériques, etc.).

Senebier, dans sa thèse, rapporte l'observation suivante :

Obs. XII. — Il y a quelques années, M. Ricord est prié par M. S..., de l'aider dans une opération d'anus artificiel, qui devait être pratiquée chez une dame de 44 ans, atteinte d'étranglement interne. Les symptômes étaient pressants ; vomissements fécaloïdes, ventre ballonné, douloureux, facies abdominal, sueurs froides, pouls petit, fréquent.

M. Ricord demande le toucher rectal ; son doigt introduit se trouve arrêté à 6 centimètres de l'anus par un diaphragme percé d'une petite ouverture. Ce diaphragme était dur, fibreux, parfaitement circulaire, se laissant un peu déprimer ; c'était peut-être la cause de l'étranglement. Le bistouri, débridant directement en arrière, justifie cette manière de voir, car immédiatement a lieu une débâcle composée de cinq ou six scybales très dures et d'une grande quantité de matières diarrhéiques. Le barrage était enlevé, les symptômes d'étranglement cessèrent bien vite, et la dame recouvra rapidement la santé.

Cette bride cicatricielle était très probablement due à une ulcération dyssentérique, plutôt qu'à une ulcération syphilitique, car parmi les antécédents, on retrouve une dyssenterie assez grave et rien qui puisse faire soupçonner une ulcération syphilitique. La coarctation s'était produite lentement, déterminant des alternatives de diarrhée et de constipation, souvent des coliques très fortes et une pesanteur constante dans le petit bassin. Il est probable que l'étranglement subit fut dû à un bouchon fécal, obturant la lumière du diaphragme cicatriciel.

Les *polypes* et les *hémorroïdes* sont aussi des obstacles au cours des fèces.

Obs. XIII. — Un homme âgé de 73 ans, ayant toujours souffert d'hémorroïdes, se plaignait depuis six mois d'une constipation très opiniâtre et d'une sensation de pesanteur à l'hypogastre et au périnée. La défécation était très pénible et douloureuse ; le malade avait beaucoup maigri. — L'idée de cancer, un moment émise, fut rejetée et l'on songea à la présence d'une tumeur stercorale du rectum. — Le toucher rectal révéla des hémorroïdes énormes, et au-dessus une masse très dure de matières durcies, qui furent enlevées. Des soins hygiéniques consécutifs rendirent au malade, au bout d'un certain temps, toute sa santé.

Les obstacles situés en *dehors de l'intestin* sont très variés ; ce sont tantôt des productions morbides des organes en rapport plus ou moins étroit avec le gros intestin: tumeurs de l'utérus, des ovaires, des trompes, du tissu cellulaire rétro-utérin, la grossesse, les déviations de la matrice, etc. ; ce sont des tuméfactions inflammatoires, hypertrophiques, cancéreuses ou autres, de la prostate, de la vessie, du tissu conjonctif péri-rectal, des glandes mésentériques ; ce sont encore la pelvi-péritonite, les adhérences du péritoine, l'hématocèle rétro-utérine, etc. Nélaton a observé un cas dans lequel la cause de la tumeur stercorale était un pessaire qui comprimait le rectum.

SIÈGE

L'arrêt des matières stercorales peut se faire sur n'importe quel point du gros intestin, surtout quand ce sont des obstacles mécaniques qui en sont la cause. Il est, toutefois, des endroits où l'on observe plus souvent l'existence de tumeurs fécales ; ce sont, par ordre de fréquence : le cœcum, le rectum, l'S iliaque et le côlon. — On a vu le gros intestin rempli de matières stercorales.

ANATOMIE ET PHYSIOLOGIE
PATHOLOGIQUES

Dans ce chapitre nous étudierons successivement :
1° les modifications qu'éprouvent les matières ; 2° les
altérations qu'elles déterminent sur l'intestin et les
phénomènes auxquels elles peuvent donner lieu.

1° Par leur séjour prolongé dans l'intestin les excréments perdent leur partie liquide et deviennent par la
suite de plus en plus épais. La consistance qu'ils
acquièrent leur permet de se mouler aux parois de leur
récipient, ce qui leur donne une forme globuleuse. Ils
sont assez homogènes et deviennent au bout d'un certain
temps, indéterminé, d'une dureté telle, que lancés contre
le sol ils ne s'aplatissent pas. Leur couleur, très-variable,
est tantôt noirâtre, tantôt rougeâtre, parfois verdâtre
très foncé. Ces magdaléons, qui dans certaines circonstances ont un orifice central qui les traverse, sont
ordinairement enveloppés par une couche de mucus plus
ou moins épais. Mais les matières n'arrivent pas toujours
au degré de dureté dont nous venons de parler ; elles res-
tent plus ou moins molles, sont moins homogènes et
renferment des fragments encore reconnaissables d'aliments non digérés, des os, des calculs biliaires, des
entérolithes, etc.

2° Les matières, par leurs inégalités aussi bien que
par leurs propriétés jusqu'à un certain point irritantes,
peuvent agir comme des corps étrangers et déterminer
une phlegmasie de l'intestin, qui laissera sur le cadavre
les lésions qui lui sont propres. Cette phlegmasie produit

une hypersécrétion de la muqueuse, et le liquide qui en résulte rend compte de ces diarrhées que l'on observe chez certains malades atteints de tumeurs stercorales. Or, deux cas peuvent se présenter : tantôt, l'hypersécrétion se fait autour des excréments durcis, dissout leur couche superficielle et se fraye un passage entre eux et les parois de l'intestin ; tantôt, c'est au-dessus des matières accumulées que l'hypersécrétion a lieu, et le liquide, pesant sur l'obstacle, dissout sa partie centrale et détermine la formation d'un orifice à travers lequel il s'écoule.

La sécrétion n'est pas toujours aussi fluide que celle dont nous venons de parler ; elle a parfois une consistance semblable à celle du vermicelle cuit : c'est du mucus mélangé à la desquamation épithéliale de l'intestin.

L'obstruction de l'intestin intercepte le passage des gaz qui s'accumulent alors et le distendent outre mesure; les parois de cet intestin ainsi distendu sont alors minces et translucides.

Quand les matières sont abondantes et demi-molles, elles peuvent, soit par leur poids, soit à cause d'une certaine laxité des liens misentériques, déplacer une portion du gros intestin où elles se sont agglomérées, l'amener dans le bas-ventre, le rapprocher des anneaux crural et inguinal et prédisposer de la sorte à la formation des hernies.

La pression, que les matières durcies exercent sur les parois du gros intestin, peut y produire des ulcérations et même la gangrène, suivie de la perforation de cet organe. — Il ne faut pas confondre la perforation dont nous parlons avec les *ruptures* de l'intestin ; celles-ci sont habituellement le résultat de la distension énorme déterminée par l'accumulation des gaz. Quoi qu'il en soit, les matières tombent dans la cavité de l'abdomen et déterminent une péritonite mortelle ; à moins que des adhérences, consécutives à une péritonite circonscrite, n'empêchent la diffusion des excréments.

Nous empruntons à la thèse de Raciborski, l'observation suivante, dont nous donnons le résumé :

Obs. XIV. — La nommée Maniotte, âgée de 55 ans, souffre d'une constipation opiniâtre depuis douze ans environ ; la malade n'allait à la garde-robe que tous les huit à dix jours. — Six fois, dans l'intervalle de ces douze années, elle entra dans les hôpitaux pour cette infirmité. — Il y a quinze jours, la malade se sentit indisposée ; son appétit diminua et ses selles devinrent encore plus rares. Elle continua, cependant, ses occupations, lorsque, sans cause manifeste, les douleurs de ventre augmentèrent, des envies fréquentes d'alier à la selle survinrent et la malade fut obligée d'entrer à l'hôpital. Elle présentait alors l'état suivant : symptômes cholériques très prononcés, face décomposée, yeux cavés, vomissements, crampes dans les membres, ventre excessivement douloureux. On reconnut l'existence d'une péritonite suraigüe et on fit un traitement approprié. La malade mourut quatorze heures après son entrée à l'hôpital.

L'autopsie fut faite six heures après la mort. A l'ouverture de l'abdomen, il s'échappa une certaine quantité de gaz fétides. Les deux feuillets du péritoine présentèrent une injection très marquée. On trouva, dans plusieurs endroits, des fausses membranes d'une formation récente, ainsi qu'une quantité assez considérable de liquide, qui remplit en grande partie le petit bassin, où il était d'une couleur sale, mêlé à des matières stercorales et exhalant une odeur très fétide. Le gros intestin contenait beaucoup d'excréments très durs, et à la partie la plus élevée du rectum on aperçut une large ouverture à bords irréguliers, amincis, noirs et gangréneux.

D'autres fois l'inflammation se propage au tissu cellulaire qui avoisine l'intestin obstrué et donne lieu à la formation d'un abcès dans le foyer duquel les excréments s'épanchent. Cet abcès s'ouvre le plus souvent à l'extérieur en produisant une fistule stercorale.

Obs. XV. — Au mois d'octobre de l'année 1601, Nicod-Estopey, âgé de 50 ans, d'une constitution robuste, fut pris d'une colique très aiguë, qui avait son siège spécial sous les fausses côtes du côté gauche, avec constipation. Comme le malade n'avait pas pris de remèdes convenables, et comme les matières stercorales, extrêment durcies, ne pouvaient traverser le rétrécissement formé par la valvule iléo-cæcale, l'intestin s'était tuméfié dans ce point par l'accumulation des fèces, ce qui augmentait les douleurs et les tourments. De là, une fièvre ardente et continue, des vomissements même, des syncopes fréquentes, du délire. D'autres symptômes, plus graves encore, se déclarèrent de manière à mettre sa vie en danger. L'inflammation du colon se termina par un abcès d'où sortirent des excréments et quelques lombricoïdes. Fabrice de Hilden fut appelé. Il trouva le malade dans des angoisses extrêmes, puisque, outre les symptômes sus-mentionnés, les excréments s'échappèrent par la plaie pendant deux mois. Après un traitement convenable, les symptômes se calmèrent peu à peu ; de sorte que, en trois mois, le malade fut parfaitement rétabli et guéri de sa fistule. (Fabrice de Hilden, cent. 1, obs. 54, pag. 44, in-fol.)

SYMPTOMES ET DIAGNOSTIC

Les symptômes déterminés par l'accumulation de fèces dans le gros intestin sont très variables. Cela tient à plusieurs motifs, parmi lesquels il faut citer : la rapidité plus ou moins grande avec laquelle se forme la tumeur, le degré d'obstruction qu'elle produit, son siège, son volume, etc.

Cette maladie *débute* le plus souvent avec une certaine lenteur. — Le malade, habituellement constipé, voit ses selles devenir de plus en plus rares, son appétit diminue, ses digestions se font difficilement, des gaz se forment dans l'estomac et les intestins, une céphalalgie plus ou moins intense le poursuit sans cesse, il ressent des bouffées de chaleur au visage et son caractère devient triste et apathique.

Pendant tout ce temps, qui varie beaucoup, la constipation devient de plus en plus opiniâtre ; le malade maigrit et prend un teint jaune terreux tout particulier, son haleine exhale une odeur stercorale qui n'est pas constante.

En explorant la cavité abdominale par le *palper*, avec toutes les précautions exigées en pareil cas, on peut parvenir à reconnaître la tumeur. Celle-ci, située sur un point variable du trajet du gros intestin, dont elle suit la direction et dont elle reproduit la forme, présente les caractères suivants : son *volume*, indéterminé, est parfois considérable et peut atteindre les dimensions d'une tête de fœtus à terme ; sa *forme*, habituellement cylindrique, souvent bosselée, est dans certains cas discontinue, comme en chapelet ; sa *consistance* n'est pas toujours la même ; tantôt d'une dureté excessive, tantôt fluctuante sur un point plus ou moins étendu, elle est le plus souvent demi-molle, et on peut, en la pressant à travers la paroi abdominale, déterminer un enfoncement comparable à celui que l'on produit sur du suif ou de la terre glaise. On peut lui imprimer des *mouvements* de latéralité et, ce qui est plus difficile, la faire progresser le long de l'intestin. A la *percussion* elle donne, si rien ne s'y oppose, une matité absolue qui contraste avec la sonorité normale de l'abdomen.

Quand l'accumulation siège dans le rectum, le *toucher rectal* révèle des inégalités plus ou moins dures ; il est parfois possible d'y enfoncer le doigt et de faire sortir ainsi, ou par le grattage, des fragments de matières stercorales. Le *toucher vaginal* est aussi d'une très grande utilité.

Les malades ressentent une sensation de bouchon pesant dans le rectum quand celui-ci est le siège de l'entassement des fèces.

Mais les matières ne peuvent pas être longtemps arrêtées dans leurs cours sans déterminer des accidents. En effet, des coliques plus ou moins intenses surviennent, le ventre prend un développement excessif par suite de l'accumulation des gaz, accumulation qui, gênant le jeu du diaphragme, détermine une dyspnée toujours très pénible. — Le contact des fèces irrite l'intestin et donne lieu à de la diarrhée et souvent même à une entérite plus ou moins violente. La fièvre qui en résulte est en rapport avec l'étendue de la lésion.

La maladie marche vers l'occlusion intestinale, et bientôt des hoquets, des vomissements parfois fécaloïdes se manifestent. Le malade est en proie à une anxiété extrême, ses traits s'altèrent profondément, son pouls est petit, serré, fréquent, misérable, sa peau chaude et sèche devient froide et se couvre d'une sueur visqueuse pendant l'exaspération des douleurs affreuses dont il est la victime. La mort peut alors survenir, si les efforts de la nature ou les ressources de l'art ne viennent mettre un terme à tous ces désordres.

La description que nous venons de faire explique comment une tumeur stercorale peut être prise pour un *étranglement interne*. L'erreur, d'ailleurs, ne serait pas grave; mais il n'en est pas de même quand un médecin inattentif prend une hernie ancienne réductible, chez un malade atteint d'obstruction stercorale, pour une *hernie étranglée*; dans ce cas une opération grave pourrait s'ensuivre.

Obs. XVI. — Une femme âgée de 42 ans, portant, depuis huit années, une omphalocèle, vint à l'hôpital de la Faculté, en proie à des symptômes d'étranglement ; elle y eût été soumise à l'opération si on ne se fût pas aperçu qu'elle avait dans la fosse iliaque droite une tumeur profonde, dure et fort douloureuse. Cette tumeur s'ouvrit à l'extérieur et se vida par la suite. Une masse stercorale contenue dans le cæcum la constituait et avait évidemment causé la constipation, les vomissements, etc.

Voici encore un cas cité dans l'ouvrage de Nélaton :

Obs. XVII. — Une jeune femme, âgée de 35 ans, qui était atteinte d'une hernie ancienne, entra, le 3 mars 1854, à l'hôpital des Cliniques ; elle était alors en proie à des vomissements fréquents et à de vives coliques. La tumeur herniaire était volumineuse et paraissait étranglée. En étudiant avec attention l'état de l'abdomen, Nélaton reconnut que des matières fécales étaient accumulées dans l'S iliaque. Quatre purgatifs furent administrés, et la tumeur diminua, ce qui amena la disparition complète de tous les accidents.

Ce n'est que par un examen attentif que l'on peut arriver à éviter ces fautes qui peuvent conduire à pratiquer la kélotomie.

L'erreur dont nous parlons a été commise même chez des personnes n'ayant jamais eu de hernies ; voici, en effet, un cas rapporté dans le *Monthly Journal of Medical Science.*

Obs. XVIII. — M. Half fut appelé à voir un pauvre homme, âgé de 60 ans, qui, disait-on, souffrait horriblement d'une hernie étranglée. Le malade était dans l'état suivant : face cadavéreuse, constipation depuis dix jours, pouls rapide, vomissements de matières stercorales depuis quarante-huit heures, ventre tendu, ballonné, sensible au toucher, surtout dans la région iliaque droite, où l'on sent quelque chose de dur et de résistant, malaise général et agitation extrême. A la région inguinale, du même côté, vers la partie inférieure de l'anneau crural, existait une tumeur que l'on avait considérée comme une anse d'intestin herniée ; mais en examinant de plus près, M. Hall eut la satisfaction de reconnaître que ce n'était rien de tel, et, en effet, le malade lui apprit qu'il portait là, depuis douze ans, une tumeur de nature glanduleuse. On donna un lavement purgatif très abondant qui fut gardé vingt minutes, puis fut rendu présentant seulement une coloration brune ; mais, trois heures après, le malade eut une évacuation qui remplit un vase de nuit de matières noires et de fèces presque solides.

A partir de ce moment l'état général s'améliora, les vomissements cessèrent, le pouls reprit son type normal ; en un mot, le malade revint à la santé, et se porta parfaitement bien pendant les deux années qui suivirent.

La maladie peut débuter autrement et suivre une marche tout à fait différente ; d'autres symptômes, qui sont autant de complications, peuvent lui imprimer un cachet spécial ; la constatation de la tumeur, comme nous le verrons bientôt, est parfois difficile et même impossible.

En effet, l'affection débute quelquefois brusquement et marche avec une grande rapidité. Cela arrive surtout à la suite d'introduction de corps étrangers, soit par la bouche, soit par l'anus, ou bien encore à la suite de l'ingestion d'aliments laissant beaucoup de résidu non assimilable, et cela même chez des personnes n'ayant jamais été constipées.

Obs. XIX. — Lorsque je me trouvais à Champagnolle (Jura), en 1832, dit Raciborski, je fus appelé par les parents d'un enfant de dix ans, qui, étant indisposé depuis le matin, commença à éprouver, vers quatre heures de l'après-midi, de vives douleurs dans l'abdomen, qu'il comparait à celles de tranchants de couteaux ; il jetait des cris effrayants. A mon arrivée, je trouvai le malade dans une agitation continuelle ; le météorisme extrême du ventre m'a empêché de bien examiner cette partie, au moindre attouchement de laquelle le malade jetait des cris. Je ne pus rien apprendre par l'examen du malade, si ce n'est qu'il n'était allé à la garde-robe depuis deux jours ; mais une des personnes qui l'entouraient me dit l'avoir vu manger des poires vertes (c'était au mois de juin). D'après les antécédents, ainsi que d'après l'état actuel, je fus porté à croire que les parties non digérées, rassemblées en grande quantité dans les intestins, donnaient lieu aux phénomènes que j'observais ; je lui donnai immédiatement deux gouttes de laudanum de Rousseau, pour calmer les douleurs, et je fis préparer, par le pharmacien, six onces d'une potion purgative ordinaire, que le malade devait prendre en trois doses, de demi-heure en demi-heure. Je revins à neuf heures du soir : le malade était un peu plus tranquille, mais la potion n'avait pas encore produit son effet. J'en fis préparer une seconde, que le malade devait prendre le lendemain matin. C'est vers les onze heures que j'allai le voir ; cette fois-ci, je le trouvai faible, mais calme et ne se plaignant plus d'aucune douleur. Les matières que le malade avait rendues étaient solides, dures, mêlées de liquides ; les matières solides contenaient beaucoup de substances non digérées, et, entre autres, des pattes d'écrevisses que le malade avait mangées quatre jours auparavant.

Dans certains cas les seuls symptômes de l'entassement des fèces sont ceux d'une *gastrite* ou d'une *gastro-entérite* plus ou moins violente. Toulmouche rapporte l'observation d'un malade chez lequel on avait diagnostiqué une gastrite chronique ; il ne s'agissait pourtant que d'une tumeur stercorale, reconnue à l'autopsie.

L'accumulation de fèces détermine, selon le siège qu'elle occupe, des symptômes insolites qui, prenant le dessus, peuvent donner lieu à des erreurs de diagnostic. C'est ainsi, que l'on a observé des *névralgies lombaires* et *sciatiques* par suite de la compression des plexus correspondants.

Obs. XX. — Une femme, âgée de cinquante-huit ans, était couchée au numéro 8 de la salle Sainte-Marthe, de la Salpétrière. Elle éprouvait depuis plus de six semaines un engourdissement douloureux avec gêne des mouvements de la cuisse droite et le long du trajet du nerf sciatique. Ces symptômes devenaient d'autant plus prononcés qu'elle restait plus de temps dans la même position, et qu'elle faisait des efforts pour remuer dans son lit. Souvent il y avait des accès ou des douleurs plus vives, semblables à celles qu'on éprouve lorsqu'on se heurte le nerf cubital au coude ; mais ces accès n'avaient pas de durée. A la fin du mois de février 1830, M. Piorry fit inutilement appliquer sur le trajet du nerf des vésicatoires d'une forme allongée : l'état de la malade empira. Le plessimètre fit découvrir, dans le bas-ventre, de la matité en rapport avec les matières contenues dans le rectum et dans le côlon descendant ; le doigt introduit dans le premier de ces intestins, rencontra une grande quantité de fèces durcies. Immédiatement on eut recours, pour les extraire, à des lavements purgatifs ; il fallut vider mécaniquement le rectum, puis avoir de nouveau recours à des purgatifs : aussitôt les douleurs sciatiques se calmèrent, et elles se dissipèrent les jours suivants.

La compression des urétères a déterminé des *douleurs néphrétiques* avec rétraction du testicule et donné lieu à des erreurs de diagnostic. — On trouvera un cas de cette nature dans les œuvres de Fabrice de Hilden et nous rapportons ici le résumé d'une observation publiée par M. Ducos, dans le *Journal général de médecine* de 1829 :

Obs. XXI. — Lanvin, âgé de vingt-cinq ans, était atteint, disait-on, d'une néphrite aiguë, caractérisée par une douleur très vive dans la région du flanc droit, qui se propageait le long de l'urétère jusqu'à la vessie : il y avait rétraction douloureuse du testicule du même côté, soif modérée, urines rouges, peu de fièvre. On appliqua des sangsues sur la partie douloureuse. Le soir il se manifesta un tenesme du col de la vessie, avec douleur et impossibilité d'uriner ; tuméfaction sus-pubienne. — Le malade n'ayant pas été à la selle depuis quatre ou cinq jours, on lui prescrivit de l'huile de ricin qui fut rejetée ; dès ce moment une gastrite se manifesta et l'estomac ne supporta plus aucune boisson. — Cette gastrite disparut en peu de temps. — L'administration d'un lavement purgatif produisit plusieurs selles répétées. — Huit jours après sa première visite, M. Ducos fit appeler M. Lacloche en consultation. Ces deux médecins s'aperçurent alors, pour la première fois, de l'existence d'une tumeur siégeant au niveau du flanc droit, c'est-à-dire, là où siégeait la douleur, et, après un examen attentif, prescrivirent 30 sangsues, un bain et des cataplasmes dans l'espoir de faire résoudre *l'abcès* qui était en voie de formation. — Les jours suivants le malade n'allait pas mieux ; à plusienrs reprises des sangsues furent appliquées et on pratiqua même une saignée au bras (16 onces). — On proposa une autre consultation, et le Dr Dardonville fut appelé. Celui-ci confirma le diagnostic posé par ses collègues ; seulement, considérant que les saignées en grand nombre n'avaient produit rien d'avantageux, il se contenta de faire appliquer un cataplasme maturatif sur la tumeur. Celle-ci, toujours douloureuse et résistante jusqu'à ce moment, devint un peu fluctuante vers son centre, deux jours après la deuxième consultation. Il parut alors indispensable de pratiquer une ouverture ; mais avant de procéder à cette opération, M. Dardonville proposa d'administrer un laxatif pour s'assurer si le canal intestinal serait parfaitement libre dans toute son étendue, afin que le liquide purulent prît un libre cours, dans le cas où l'abcès viendrait à percer dans l'intestin. — A la suite de ce purgatif, il y eut des évacuations alvines extrêmement abondante, dures et d'une apparence argileuse. Le lendemain la tumeur avait disparu. Le malade partit quelques jours après pour la campagne, et au bout d'un mois il reprenait son travail.

Les tumeurs stercorales peuvent comprimer l'aorte, donner lieu à la *congestion du cerveau* et à des accidents graves ; de même, la compression des veines spermatiques a déterminé le *varicocèle* et celle des veines-iliaques, *l'œdème des membres inférieurs.*

Obs. XXII. — Sabatier, dans les Archives générales de médecine de 1834, rapporte le cas d'un tailleur qui fut admis à l'hôpital de la Charité pour une œdème du membre inférieur gauche. Ce malade, d'une bonne constitution, avait le cœur et les poumons à l'état normal. Le ventre était indolent ; le côté gauche du bas ventre, jusqu'au niveau de l'ombilic, donnait à la percussion un son complètement mat ; du côté opposé, le son était normal. — Les reins n'offraient rien de particulier. — Pas de fièvre. Le pied, la jambe, le genou et le tiers inférieur de la cuisse gauche étaient notablement œdématiés. Le malade disait aller assez bien à la garde-robe. — Quatre jours après l'entrée à l'hôpital, l'œdème n'ayant pas diminué, aucune des veines du membre inférieur gauche n'étant ni dure, ni tendue, ni douloureuse, celui-ci fut rapporté à la pression que pouvait exercer sur la veine hypogastrique ou le commencement de l'iliaque un amas de matières fécales durcies. A la suite d'un purgatif, le malade fut plus de douze fois à la selle, et très abondamment. L'œdème disparut et, avec lui, la matité anormale du ventre. Un mois après sa sortie de l'hôpital, le malade a été revu dans un très bon état de santé.

La compression du foie ou de la vésicule biliaire peut produire *l'ictère* et des symptômes *d'hépatite aiguë* ou *chronique*, voire même d'une *affection cancéreuse* de cet organe :

Obs. XXIII. — Un élève en médecine, raconte Boys de Loury, fut affecté d'un ictère qui céda facilement à l'emploi des purgatifs. Plusieurs mois plus tard vint un autre ictère avec des caractères plus sérieux ; le teint était olivâtre. Cet étudiant, d'une constitution vigoureuse, était devenu très affaibli, abattu. Le foie dépassait les fausses côtes ; on le satura d'eau de Vichy. — L'ictère diminuait, mais l'hypertrophie du foie persistait ; les forces ne revenaient pas. Le découragement du malade fut au comble quand on découvrit une tumeur du même côté mais plus bas. Son imagination déjà la faisait cancéreuse. Nélaton reconnut la nature de la tumeur. Le côlon ascendant, en comprimant le foie et la vésicule biliaire, avait occasionné l'ictère ; le cæcum rempli de matières était la tumeur. Tous les symptômes cédèrent aux purgatifs.

Dans certains cas, on a observé des *accidents nerveux* graves, dus à la présence d'une accumulation de matières dans le gros intestin. Nous pourrions citer plusieurs exemples dans lesquels on avait négligé l'examen du ventre, ce qui occasionna une erreur de diagnostic.

Nous rapportons d'abord le cas cité par Audral, dans son cours de pathologie interne :

OBS. XXIV. — Un enfant de neuf ans fut pris de convulsions intenses. En explorant son ventre, je trouvai de petites tumeurs inégales, dures, que je reconnus pour être dues à un amas de matières fécales ; il était d'ailleurs constipé depuis huit jours. Des laxatifs, en enlevant la cause, firent complètement cesser les convulsions.

Voici encore une autre observation, que nous reproduisons, du mémoire du Dr Rouyer.

OBS. XXV. — Une jeune dame fut prise d'accidents nerveux de nature éclamptique, quinze jours après son accouchement. Son médecin ordinaire attribuait ces symptômes à une maladie de la base du cerveau, dont les débuts, disait-il, remontaient à une année. En explorant la cavité abdominale, M. Mazier reconnut dans l'S iliaque la présence de deux masses dures, bosselées : par la pression, qui était complètement indolore, il put déterminer sur la surface de ces tumeurs l'empreinte des doigts, empreinte qui persistait et que l'on pouvait sentir par une exploration ultérieure. Un purgatif fut administré, ce qui fit descendre cette masse dans le rectum ; elle sortit en deux fois avec difficulté, et en aidant leur explulsion en dehors avec les doigts, qui ne déterminaient sur elles que des empreintes et des déchirures superficielles.

M. Boys de Loury prétend que l'on peut observer des *accidents typhiques* par suite de l'absorption des miasmes qui se développent dans l'intestin.

L'expulsion de mucosités concrètes, membraniformes, a été plusieurs fois observée et a donné lieu à une discussion intéressante dans le sein de la *Société des hôpitaux*.

Ces mucosités, d'une forme rubanée, ont été prises pour un *ténia*, comme dans le cas suivant cité dans le travail de M. Berveiller et que nous résumons :

Obs. XXVI. — Une femme âgée de quarante ans se plaignait d'un ténia qui la tourmentait depuis deux ans. — Elle sentait à l'épigastre, disait elle, quelque chose qui tournait, qui remuait. Tous les deux ou trois jours, après quelques coliques, elle rendait des lambeaux allongés et rubanés, grisâtres, qu'elle montrait dans plusieurs fioles. Quatre médecins lui avaient donné, à plusieurs reprises, les ténifuges connus. Une forte dose de Kousso, administrée par un pharmacien, l'avait rendue très malade. — L'examen histologique de ces fragments, fait par M. Grancher, démontra qu'il s'agissait seulement d'un mélange de mucus concret et de débris épithéliaux et alimentaires. Les purgatifs firent tout disparaître.

Nous mentionnerons, pour ne rien omettre, un signe observé par M. Toulmouche, ce serait l'*évasement en entonnoir de l'anus*, dû à ce que les malades y portent souvent le doigt dans le but d'exciter la défécation. Cette déformation ressemble, mais en petit, à celle qu'on observe chez les pédérastes passifs.

D'après la description que nous venons de faire et les symptômes que nous avons énumérés, on comprend qu'il ne soit pas toujours facile d'arriver du premier coup à établir le diagnostic ; cette difficulté devient plus grande par l'impossibilité que l'on trouve quelquefois pour constater les caractères fournis par la tumeur, à cause du météorisme et de la grande sensibilité du ventre. Le toucher rectal même détermine, dans certains cas, des douleurs tellement vives qu'il devient impraticable.

Ce qu'il y a de particulier dans l'histoire de la maladie qui nous occupe est cet état de maigreur considérable, d'apathie, cette couleur jaune terreux, cette cachexie enfin qui, jointe à la présence d'une tumeur à début lent, existant depuis quelque temps, a fait croire très souvent à des tumeurs malignes de l'intestin ou des organes environnants.

Nous devons à l'obligeance de M. L. Labbé l'observation suivante :

Obs. XXVII. — Je fus appelé en toute hâte, en Octobre de 1872, par un de mes confrères, auprès de lady G..., dame anglaise des plus distinguées, âgée de 60 ans. Elle était, me disait-on, atteinte d'un cancer du rectum arrivé à sa dernière période, et on désirait avoir mon avis sur l'imminence de sa mort, afin de prévenir sa famille qui résidait en Angleterre.

Le confrère, qui venait me demander, n'avait pas, jusqu'à ce jour, donné des soins à la malade et ne l'avait pas examinée. Celle-ci, depuis huit ou dix mois, avait vu survenir des troubles très marqués dans les fonctions de la défécation. Pendant un séjour de plusieurs mois, qu'elle fit à Boulogne-sur-Mer, elle était sujette à une constipation opiniâtre, à laquelle succédaient des débâcles abondantes.

De retour à Paris, depuis quelques temps, elle avait vu ces troubles prendre des proportions plus inquiétantes et s'accompagner de douleurs violentes. L'appétit avait disparu; un amaigrissement considérable s'était produit. C'est alors qu'elle eut recours aux soins d'un médecin homéopathe.

Aucune amélioration ne se manifesta dans son état et de véritables accidents d'obstruction intestinale survinrent; ils existaient depuis 48 heures lorsque la malade se décida à s'adresser à un de ses compatriotes, exerçant la médecine à Paris.

Ce dernier me fit appeler aussitôt. Lorsque j'arrivai près de lady G..., je la trouvai appuyée sur les genoux et les coudes, se tordant dans des douleurs atroces.

Je proposai un examen direct, et, malgré la traditionnelle pudeur anglaise, celui-ci fut accepté immédiatement sans qu'aucune précaution exceptionnelle eût besoin d'être prise. Mon doigt introduit dans le rectum, je fus très étonné de trouver la muqueuse lisse et souple. En l'enfonçant plus profondément, je sentis une masse dure, très considérable, que je pouvais contourner en passant le doigt entre elle et la muqueuse de l'ampoule rectale parfaitement saine.

Après cet examen, ma conviction était bien établie et, lorsque nous rentrâmes, mon collègue et moi, auprès des personnes amies réunies dans la maison, je pus annoncer, à leur grand étonnement, qu'au lieu d'une affection organique incurable, il s'agissait d'une affection relativement fort simple et dont il serait facile de triompher rapidement.

Quelques heures après, la malade étant endormie, je retirai environ sept ou huit cents grammes de matières fécales durcies, qui formaient des masses peu considérables ayant toutes les apparences et presque la consistance de calculs biliaires, quoique, en réalité, elles fussent bien d'origine fécale. Ces masses rebondissaient lorsqu'on les jettait par terre.

A partir de ce jour, l'état de la malade fut assez bien. La période de la convalescence fut longue, par suite même de la longueur précédente de la maladie. Une guérison complète eut lieu cependant, et aujourd'hui cette dame jouit d'une excellente santé.

Quand la tumeur est accessible au doigt, le diagnostic est certainement moins difficile. Les selles sanglantes, fréquentes dans le cancer et que l'on trouve rarement dans le cas de tumeurs stercorales, le teint, qui n'offre pas tout à fait cette nuance jaune paille si connue, les caractères spéciaux de la tumeur, etc., ne sont pas toujours des signes suffisants pour différencier le cancer de la tumeur fécale, puisque des médecins des plus distingués ont fait des erreurs de diagnostic et que celles-ci, d'après les nombreuses observations que nous avons eues entre les mains, sont des plus communes.

Nous avons dit que les tumeurs stercorales avaient été prises pour des cancers des organes qui avoisinent l'intestin. En effet, on a cru quelquefois à un *cancer de l'épiploon* ou du *mésentère*, et nous devons à la bonté de notre maître, M. Després, l'observation suivante, dans laquelle on pensait à un *cancer de l'utérus.*

Obs. XXVIII. Une dame, âgée de 59 ans, habitant la province, sœur d'une religieuse de l'hôpital de la Charité, va consulter M. Velpeau, en 1851, pour un prétendu cancer de l'utérus, diagnostiqué en province. Cette dame fut examinée par M. Després, alors interne du service. Elle avait conservé son embonpoint, n'éprouvait pas de douleurs très vives et n'avait pas de pertes. M. Després pratique le toucher vaginal et constate l'existence d'une tumeur, située à quatre centimètres au-dessus de l'orifice vulvaire, refoulant le col de l'utérus en haut et en avant. Cette tumeur était molle et sans fluctuation. La malade fut interrogée alors sur la manière dont s'effectuaient les selles. Elle répondit qu'elle ne pouvait aller à la selle sans prendre trois ou quatre lavements. Le diagnostic porté fut : tumeur stercorale dans une dilatation du rectum. Par le toucher rectal, en effet, on arrivait dans un orifice assez large qui conduisait dans une cavité remplie de matières fécales demi-dures. Le traitement institué immédiatement par M. Després consista dans l'extraction des fèces. — Tout ce qui put être extrait fut enlevé. M. Després prit ensuite une cuillère d'argent, et, avec elle, retira les matières qui restaient encore. Après l'opération, la tumeur du vagin avait disparu. La malade, pendant huit jours, prit des lavements purgatifs et émollients et la guérison devint définitive avec le temps. Cette dame a été suivie pendant quatre ans.

Certains symptômes ont fait prendre l'entassement fécal pour une *hématocèle rétro-utérine ;* d'autres fois on a cru avoir à faire à un *épanchement partiel du péritoine,* ou même à une *péritonite aiguë.*

Dans la *Lancette française,* de 1835, M. Bressaud de Cuiseau rapporte une observation recueillie dans le service de M. Bouillaud, dans laquelle il s'agit d'une tumeur stercorale placée dans la région iliaque gauche qui présentait tous les symptômes de *l'ovarite,* et qui avait été prise pour telle.

Nous avons vu, dans un cas cité plus haut (obs. XXI), que l'on avait cru à un *abcès* pendant tout le cours de la maladie ; c'est qu'en effet, on a quelquefois la sensation de fluctuation tellement nette, qu'il est difficile de ne pas tomber dans l'erreur.

Les tumeurs stercorales ont été confondues avec les *kystes de l'ovaire* ; nous en connaissons quelques cas :

Obs. XXIX. — Boinet a observé une dame qui portait depuis deux ans une tumeur volumineuse dans la fosse iliaque gauche, tumeur que l'on considérait comme un kyste de l'ovaire et qui avait résisté jusqu'alors à tous les traitements, même au traitement homéopathique qui, pendant une année avait eu la prétention de faire disparaître la tumeur. Celle-ci était dure, bosselée, nullement fluctuante ; le ventre était légèrement tendu, ballonné. Le toucher par le vagin et le rectum, permit de constater que le bassin était entièrement vide. — Le teint jaune pâle cachectique de la malade, son état de maigreur, firent supposer à l'auteur qu'il avait affaire non à un kyste, mais à quelque tumeur de mauvaise nature. En questionnant la malade, on apprit que depuis fort longtemps elle éprouve une constipation opiniâtre, qu'elle ne va à la garde-robe que tous les dix ou douze jours, mais qu'alors surviennent de véritables débâcles, qui cependant ne font pas disparaître la tumeur, puisque dans l'intervalle le passage est complètement intercepté même pour les gaz. Boinet attribue la constipation à la compression de la tumeur sur l'intestin. En palpant de nouveau et comprimant la tumeur avec force, il semble qu'elle change de forme par la pression et qu'il s'y est produit un enfoncement, une dépression, comme si les doigts pressaient sur la terre glaise. Un lavement fortement purgatif fit sortir beaucoup de matières et la tumeur disparût complètement.

On a pris l'accumulation fécale pour une *fissure à l'anus*. — L'observation suivante nous a été communiqué par M. Labbé :

Obs. XXX. — Madame X..., âgée de 60 ans, éprouvait depuis longtemps des douleurs à l'anus. Elle fut examinée en février de 1871, par un médecin fort distingué qui diagnostiqua une fissure à l'anus.

Ce médecin, me fit appeler, en me communiquant son diagnostic, et me pria de pratiquer la dilatation forcée. J'arrivai donc muni de chloroforme, mais, avant de commencer l'opération, je pratiquai le toucher. Bien m'en prit, car je ne constatai pas la douleur caractéristique de la fissure à l'anus, c'est-à-dire, cette douleur si vive qui siége à la partie postérieure. En introduisant mon doigt plus profondément, je rencontrai une masse dure, résistante que je reconnus être formée par un amas de fèces.

Je proposai d'enlever ces matières ainsi aglomérées. Ma proposition fut acceptée et, séance tenante, après avoir chloroformisé la malade et dilaté l'anus, j'enlevai avec une cuillère environ 500 grammes de matières très dures.

Quelques jours après, la guérison était complète, et depuis cette époque il ne s'est pas produit de récidive.

Pour en finir avec les erreurs de diagnostic, nous citerons le résumé d'une observation publiée dans la thèse de M. Berveiller :

Obs. XXXI. — Une femme, âgée de 62 ans, arrive dans le service de M. Gallard, en 1872. Elle a joui d'une bonne santé jusqu'à deux mois avant son entrée à l'hopital. Depuis cette époque, elle a perdu l'appétit et a maigri considérablement ; des vomissements sont survenus et elle présente une tumeur douloureuse dans la région épigastrique, à peu près vers le bord externe du muscle grand droit antérieur de l'abdomen. La tumeur est de la grosseur d'un œuf de poule, sans changement de coloration de la peau, elle a des mouvements isochrones aux battements cardiaques. Dans les derniers temps un ictère s'était prononcé. Elle allait à la garde-robe pendant tout le temps de sa maladie et assez régulièrement, mais avec difficulté et les fèces étaient très durs. La malade avait la fièvre. — Voici maintenant quels étaient les diagnostics qu'on avait successivement posés : *kyste enflammé du foie, cancer du foie, cancer du pylore, calculs de la vésicule biliaire, anévrisme de l'aorte.* Les purgatifs et lavements firent tout disparaître.

MARCHE ET DURÉE

Nous dirons quelques mots de la *marche* de la maladie dont nous avons déjà parlé. Celle-ci est généralement très lente ; les premiers symptômes ne commencent à se montrer qu'au bout d'un temps assez long, lorsque la tumeur a acquis un certain volume et qu'elle gêne le cours des matières qui se forment continuellement. C'est pourquoi l'accumulation de fèces dans le cæcum, qui peut ne pas interrompre le passage des autres matières, peut rester plus longtemps sans produire des accidents.

Nous avons vu précédemment que la marche peut être aussi très rapide. Il est donc facile de comprendre que la *durée* de la maladie ne puisse pas être déterminée.

COMPLICATIONS ET ACCIDENTS SECONDAIRES

Parmi les *complications* qui peuvent survenir, nous signalerons : la *typhlite*, qui peut occasionner la péri- typhlite et le phlegmon iliaque ; la *péritonite*, soit par perforation ou par propagation du processus inflammatoire. Enfin certains symptômes que nous avons signalés (névralgies, œdème, etc.) sont aussi des complications. Il en est de même de la *rétention d'urine*, dont voici un exemple :

Obs. XXXII. — Watson, en 1860, fut appelé auprès d'un jeune homme qui souffrait d'une rétention d'urine et chez lequel il était difficile de pratiquer le cathétérisme. En effet, la sonde, une fois introduite, arrivait facilement jusqu'à la portion membraneuse de l'urèthre, mais là elle se trouvait complètement arrêtée. En introduisant le doigt dans le rectum pour déterminer la cause de cet état anormal, celui-ci fut arrêté par une masse très dure qui occupait toutes les limites du petit bassin. En grattant avec l'ongle, on obtint une quantité suffisante de cette masse pour se convaincre qu'elle était formée de matières fécales durcies. Comme c'était là manifestement l'obstacle qui empêchait la sortie de l'urine et l'introduction du cathéter, Watson, au moyen du manche d'une cuillère de fer, en fit l'extraction, non sans quelques difficultés. Le cathéter fut alors facilement introduit et la rétention d'urine disparut.

A leur tour, les tumeurs stercorales, par le rétrécissement de la cavité pelvienne qu'elles déterminent, peuvent opposer un obstacle à l'accouchement et l'entourer de difficultés très graves pour la vie de l'enfant et de la mère.

Les *accidents secondaires* qui peuvent être la suite et la conséquence des tumeurs stercorales sont : tantôt des *fissures à l'anus* produites au moment de l'expulsion de fèces durcis ; tantôt des *hémorroïdes*, par suite de la compression prolongée des veines hémorroïdales ; tantôt, et les cas n'en sont pas rares, des *déviations de l'utérus*. Enfin, la *chute du rectum* a été signalée par M. Berveiller, et nous avons parlé, d'après M. Toulmouche, de la prédisposition à la formation des *hernies*. Nous nous demandons maintenant si les ulcérations, qui proviennent du contact prolongé des excréments durcis, ne peuvent, en se cicatrisant, produire des *rétrécissements de l'intestin*.

TERMINAISONS ET PRONOSTIC

La maladie peut se *terminer* par la *guérison*, quand elle a été soignée à temps et que le traitement a été bien institué. Dans ces cas les *récidives* sont fréquentes, surtout chez les vieillards, et quand la cause de l'affection a persisté. — Dans des cas moins heureux, une *fistule stercorale*, dont nous avons décrit le processus, peut s'établir. Mais la *mort* peut aussi avoir lieu, soit par *péritonite*, que celle-ci dépende de la propagation du processus inflammatoire, de la perforation ou de la rupture de l'intestin ; soit, comme cela s'observe chez les vieillards et chez les gens affaiblis, par le progrès de l'amaigrissement général et du trouble des fonctions digestives, etc.

Le *pronostic* est donc très variable ; il dépend beaucoup de la cause et de la constitution du malade. La détermination du siège a aussi une très grande importance. En effet, on peut presque dire que le pronostic est d'autant plus grave que la tumeur occupe un point plus élevé du gros intestin. Ainsi l'accumulation de fèces dans l'S iliaque et le rectum est en général peu grave, car il est facile de déterminer leur expulsion au moyen de curettes et de lavements. Les tumeurs qui occupent le cæcum, sont, d'après Rouyer, les plus graves de toutes, parce qu'elles se trouvent en dehors du courant des matières, qu'elles durcissent et contractent des connexions avec l'intestin, ce qui rend leur expulsion difficile ; c'est alors qu'elles donnent lieu à un travail inflammatoire dont les conséquences peuvent être fort graves. Les tumeurs qui occupent le côlon transverse et les parties qui l'avoisinent sont moins graves, parce qu'elles peuvent être entraînées par les fèces qui cheminent dans l'intestin et qu'elles attirent davantage l'attention à cause des accidents qu'elles déterminent.

TRAITEMENT

Le traitement des tumeurs stercorales comporte trois points principaux : 1° débarrasser l'intestin ; 2° soigner les complications, s'il y en a ; 3° prévenir les récidives.

Disons avant tout que le traitement de la cause doit

attirer principalement l'attention du médecin ; si l'entassement des fèces est dû à un rétrécissement de l'intestin, à une tumeur extra-intestinale, etc., il faudra certainement enlever ces obstacles pour obtenir le résultat que l'on désire.

1° *Débarrasser l'intestin.* — Les moyens à employer sont de deux ordres : médicaux et chirurgicaux.

TRAITEMENT MÉDICAL. — Celui-ci consiste surtout dans l'emploi de *purgatifs violents* que l'on peut donner seuls, ou, ce qui vaut mieux, associés à des *lavements* d'huile, de savon ou de séné.

Le choix de purgatifs doit porter sur ceux qui déterminent une abondante secrétion intestinale, afin de ramollir les fèces durcies, tout en réveillant la contractilité des fibres de l'intestin. Nous citerons parmi les plus employés : l'*huile de ricin* (de 30 à 40 grammes), l'*huile de croton tiglium* (d'une à trois gouttes). — La formule suivante donne de très bons résultats :

```
Rp. — Huile de ricin.........................      40 grammes.
       Huile de croton tiglium...............   1 ou 2 gouttes.
Mêlez exactement.
```

La résine de *jalap*, la *gomme-gutte,* les poudres de *coloquinte* et de *scammonée* peuvent aussi être données aux doses moyennes de 75 centigrammes ; l'*eau-de-vie allemande* (de 15 à 30 grammes) est une excellente préparation.

Nous ferons remarquer que ces purgatifs n'agissent pas toujours à la première dose ; il faut les répéter autant de fois que cela est possible sans compromettre la vie du malade.

Dans les cas où les drastiques ont échoué, l'on pourra tenter, d'après Purefoy, le *tartre stibié à doses nauséeuses*, pendant huit, dix ou douze heures de suite.

Traitement chirurgical. — Si l'accumulation des matières stercorales siège dans le rectum, le moyen à employer est des plus simples : on enlève la masse fécale avec la *curette* ou le manche d'une cuillère. — La plupart du temps le doigt suffit, et c'est lui qui doit être préféré. Dans ces cas, voici comment il faut s'y prendre : on introduit l'index, enduit de cérat ou d'huile, dans le rectum et on cherche, en grattant les matières, à en retirer des fragments ; on finit, quand le doigt ne peut plus atteindre le bol fécal, par des injections d'eau de savon, d'huile, etc. — De cette manière on donne souvent issue à une énorme quantité du contenu de l'ampoule rectale, et dès que celui-ci a été entraîné, le reste descend ordinairement.

Après cette petite opération, qui est quelquefois assez difficile, on administre des purgatifs et des lavements laxatifs.

Si le siège de l'accumulation est inaccessible au *doigt* ou à la *curette*, on pourra mettre en usage les moyens que l'on a employés en pareil cas, et qui ont parfois donné de bons résultats. Les moyens sont les suivants :

Dilatation de l'intestin par l'acide carbonique. — On peut procéder, comme le fait Taliaferro de San-Rafael (Californie), en injectant dans le rectum une solution concentrée de carbonate de soude, immédiatement suivie d'une forte solution d'acide tartrique et en bouchant l'anus pour empêcher l'issue du gaz. — Nous croyons, cependant, qu'il est préférable de faire usage de l'*eau de Seltz des siphons*. L'observation suivante, publiée par M. Hetz, dans la *Gazette hebdomadaire*, va nous donner des détails sur le manuel opératoire :

Obs. XXXIII. — Le sieur S... journalier, âgé de soixante-cinq ans, habituellement constipé, n'était pas allé à la selle depuis quatre jours, quand il fut pris le 18 octobre de malaise, céphalalgie et douleurs abdominales très violentes.

Un purgatif salin, des bains de siège, des cataplasmes laudanisés sur le ventre furent prescrits. Le purgatif ne put être digéré et fut rejeté. Les lavements qui furent administrés au malade ne donnèrent également que des résultats négatifs.

Le 20 octobre, quand nous vîmes le malade, les douleurs abdominales étaient des plus violentes, le ventre ballonné, très douloureux au toucher ; le malade ne cessait de se plaindre et se tordait sur son lit de misère. A plusieurs reprises, il avait vomi des matières biliaires en assez grande abondance.

Après avoir procédé à un examen sérieux du sujet et en présence de l'inéfficacité des purgatifs, nous nous décidâmes à recourir à un procédé que nous avons vu mettre en usage avec succès aux Etats-Unis d'Amérique : l'injection d'eau de Seltz.

Nous allâmes chercher notre sonde œsophagienne et deux siphons d'eau de Seltz. La sonde fut introduite en entier dans l'intestin et la tubulure du siphon adoptée aussi bien que possible à l'embouchure évasée de la sonde.

Lorsque l'appareil fut bien fixé, le siphon fut mis en communication avec l'intestin. Le liquide gazeux y pénétra avec une certaine violence et la force expansive du gaz acide carbonique y détermina une dilatation temporaire qui donna les résultats les plus inespérés.

En effet, quand la sonde fut retirée de l'intestin, le malade évacua, avec ce lavement improvisé, un noyau très dur, assez volumineux, formé des matières fécales, qui avait déterminé l'obstruction intestinale.

A l'examen de la sonde, nous reconnûmes que celle-ci était recourbée brusquement à son extrémité, comme si elle avait butté contre l'obstacle à la défécation.

Dans l'intérieur de la sonde se trouvait quelques parcelles de matières fécales très dures, qui semblaient s'être détachées du noyau principal.

A la suite de ce traitement, quelques légers laxatifs furent prescrits, et, trois jours après, le malade était sur pied et reprenait son travail.

Dilatation graduelle de l'intestin par des lavements tièdes et émollients. — Jules Cloquet est l'auteur de cette méthode qu'il a vantée dans un mémoire à l'Académie des sciences. Ce savant se sert, pour faire l'injection, d'un tube conique qui empêche le reflux du liquide par l'anus, tout en permettant d'introduire dans le gros intestin d'un adulte la quantité de deux litres. L'effet de cette injection est de dilater le tube intestinal dans toute sa longueur, d'en effacer les bosselures et les angles, de détacher de ses parois les corps durs qui y adhèrent et de les entraîner vers le rectum lorsqu'on laisse sortir brusquement le liquide.

Les *douches ascendantes froides* sont des lavements à forte pression, qui ne doivent pas être confondues avec la méthode précédente; leur but principal est d'agir directement sur les fibres de l'intestin en leur rendant leur contractilité.

L'électricité a été conseillée dans le cas qui nous occupe, et elle a réussi entre les mains de quelques praticiens. Le Dr Onimus conseille d'électriser d'abord, pendant 3 à 4 minutes, les intestins avec des courants induits, et, autant que possible, en ne faisant que 2 ou 3 interruptions par seconde, mais avec un courant intense, et en plaçant un des rhéophores dans le rectum, et l'autre sur le ventre. Puis, pendant le même espace de temps, on électrisera de la même façon avec des courants continus, en faisant quelques interruptions. Enfin, on applique sur l'abdomen les rhéophores d'un fort courant continu. En agissant ainsi, on voit les contractions péristaltiques s'activer, et lorsque les séances ont été renouvelées quelquefois, l'intestin recouvre souvent sa tonicité normale (Onimus.)

Le moyen proposé par Piorry, et qui consiste à *exercer une pression sur le trajet de l'intestin* à travers la paroi abdominale est souvent inapplicable et toujours dangereux.

La ponction de l'intestin surdistendu par des gaz a suffi, en certaines circonstances, pour faire cesser une obstruction stercorale. — Cette ponction doit être pratiquée de préférence avec un trocart explorateur que l'on enfonce d'un coup sec sur un point où le ballonnement est plus prononcé, ce que l'on reconnaîtra au moyen de la percussion. Il serait convenable d'employer l'aspiration en adoptant à la canule du trocart l'un des appareils destinés à cet usage, celui de Potain par exemple.

Obs. XXXIV. — 25 jours après un accouchement laborieux, Levrat fut appelé auprès d'une dame présentant des symptômes très graves d'obstruction intestinale avec *tympanite énorme*. Après avoir employé tous les moyens vantés en pareil cas, sans aucun résultat, Levrat se décida à pratiquer la ponction de l'intestin en se servant d'un trocart de la grosseur d'une aiguille de bas. La ponction fut faite au côté droit, entre l'ombilic et l'épine iliaque antérieure et supérieure, endroit correspondant à la saillie la plus prononcée de l'intestin distendu. L'aiguille retirée, des gaz s'échappèrent avec sifflement en répandant une odeur caractéristique et le ventre s'affaissa subitement. Craignant que cet affaissement ne fût porté trop loin et ne nuisît au succès de l'opération, Levrat boucha la canule et ne revint que dans la soirée pour donner issue au peu de gaz qui restait encore. Le ventre reprit alors son volume normal.

Le lendemain la malade se portait très bien et, ayant eu envie d'aller à la garde-robe, elle rendit beaucoup de matières fécales de *forme globuleuse*, ce qu'elle continua à faire pendant les trois ou quatre jours qui suivirent l'opération.

La malade était guérie ; vingt jours après elle vaquait à ses affaires. (Extr. de la Soc. méd. d'émulation, janvier 1823).

Tels sont à peu près tous les moyens mis en pratique pour désobstruer l'intestin des matières entassées sur un point quelconque de son parcours. Si, après les avoir employés tous successivement, ils n'ont pas été suivis de succès, quelle doit être la conduite du chirurgien ?— Il ne lui reste plus, comme ressource ultime, qu'à tenter une opération, bien triste certainement, mais qui, seule, peut sauver la vie du malade. Nous voulons parler de la création d'un *anus artificiel*.

2° *Soigner les complications*. — Il est certain que le traitement des complications variera avec la nature même de la complication ; nous sortirions de notre sujet en nous en occupant d'une manière détaillée.

3° *Prévenir les récidives*. — La prophylaxie de la rétention fécale consiste à soigner la constipation habituelle. Les moyens proposés dans ce but sont infiniment variés et la plupart basés sur l'emploi des *laxatifs*. Nous avons parlé des causes de la constipation ; les indications thérapeutiques et hygiéniques découlent de leur étude.

On connaît les bons résultats de la *belladone* employée seule ou associée à des laxatifs. La *rhubarbe* et la *noix vomique* méritent bien la réputation qu'on leur a faite. Quant à l'*arsénic*, très vanté par certains praticiens, il ne nous a pas semblé aussi efficace qu'on le prétend.

Mais, de tous les médicaments aujourd'hui en usage, celui qui offre des avantages réels, c'est le *podophyllin*. Cette substance, prise de la manière que nous allons indiquer, peut être continuée longtemps sans fatiguer le patient. Dans ces conditions, en effet, *elle ne purge pas*, ne produit pas de coliques et ne détermine pas la constipation en retour que l'on observe avec les autres purgatifs. Enfin, elle n'agit ordinairement que 12 heures environ après son administration, et les selles qu'elle détermine ont l'aspect et la consistance normales. Elle est indiquée comme *moyen curatif*, dans les constipations atoniques ; mais dans celles qui dépendent d'un obstacle mécanique, son rôle est beaucoup moins efficace, sans être cependant inutile, car il est encore un excellent *palliatif*.

Ce médicament doit être donné sous forme pilulaire. On peut l'associer à la noix vomique ou à la belladone ; mais il vaut mieux l'employer seul, car, pour que le nombre de pilules puisse être augmenté sans crainte, il est indispensable que celles-ci ne contiennent aucune autre substance active. Nous insistons sur ce point, parce que nous avons observé une jeune dame qui, après l'usage d'un mélange de podophyllin et belladone, se plaignait d'avoir la gorge sèche et de voir trouble ; ses pupilles étaient très dilatées.

Un autre point important est celui de faire des pilules ne contenant qu'un centigramme de podophyllin ; certains malades se trouvent, en effet, purgés avec les pilules ordinaires, qui en contiennent trois centigrammes.

Voici comment il faut ordonner ce médicament :

Rq. — Podophyllin........................ 20 centigrammes.
       Savon médicinal.................... 2 grammes.
M. pour 20 pilules.

Ces pilules seront prises le soir ; on commence par une et on augmente le nombre jusqu'à ce qu'on obtienne une selle naturelle.

Les constipations avec *disquamation épithéliale* ne sont pas guéries par le podophyllin, qu'il faudrait même proscrire dans ces cas. Pour venir à bout de cette classe de constipation, il faut employer la *viande crue* et la *graine de lin* prise au repas, à la dose de une ou deux cuillerées à bouche.

A ces modes de traitement, il faut ajouter le *régime* qui doit consister dans l'usage des végétaux herbacés, des fruits, du café au lait, etc. On doit conseiller l'exercice modéré et d'éviter les transpirations abondantes.

Nous terminerons ce chapitre en rappelant les préceptes formulés par Trousseau, relativement à ce que l'on a appelé *l'habitude des garde-robes :* « Il faut, dit-il, que, chaque jour, exactement à la même heure, on se présente à la garde-robe. Il faut, pendant un temps assez long, faire des efforts puissants ; si ces efforts ont été infructueux, il faut attendre au lendemain ; il faut attendre, quand bien même le besoin se serait fait sentir auparavant. Si, le deuxième jour, après de nouvelles tentatives, il n'y a pas d'évacuation, on prendra immédiatement un lavement, non pas avec de l'eau tiède, mais avec de l'eau d'abord dégourdie, et plus tard avec de l'eau froide. Le jour qui suivra, les mêmes tentatives seront renouvelées et remises au lendemain, si elles ont encore été infructueuses, et, cette seconde fois encore, un lavement frais sera pris, si l'on n'a pas obtenu d'évacuation. La répétition de l'acte invariablement à la même heure finit par ramener le sentiment du besoin au moment où l'on veut aller à la selle, et il est rare que, après huit ou dix jours de ces patientes et méthodiques manœuvres, on n'obtienne pas une exonération quotidienne. »

BIBLIOGRAPHIE

MÉLIER. — *Journ. gén. de méd.*, 1827.

COLON. — Th. de Paris, 1830.

SABATIER. — *Arch. de méd.*, 1834.

RACIBORSKI. — Th. de Paris, 1834.

SCOTT. — *The Edinb. med. and surg. journ.*, 1835.

BRESSAUD DE CUISEAU. — *Lancette française,* 1835.

HAMON. — *Bull. clinique,* 1835-1836.

L. CH. ROCH. — Dict. en 15 vol., 1836, t. 15 p. 24.

BAUZA. — Th. de Montpellier, 1837.

COMPEND. DE MED. — Art. Constipation 1837.

PIORRY. — Traité du diagnostic, 1848.

TOULMOUCHE. — *Gaz. méd.*, 1844.

KUNEMANN. — Th. de Paris, 1851.

CRUVEILHIER. — Anat. pathol. gén. 1852. t. 2

J. CLOQUET. — *C. r. de l'Acad. des scien* . 1855.

DA CUNHA NAVOES. — Th. de Paris, 1856.

BOUTHEL-DARIVAULT. — Th. de Paris, 1857.

LEMONNIER. — Th. de Paris, 1858.

PIQUARD. — Th. de Paris, 1858.

TESSIER. — *Gaz. des hôpitaux,* 1859.

BOINET. — *Gaz. hebdom,* 1860.

GRAVES. — Clin. méd., 1862.

ROYER. — *Gaz. hebdom.,* 1862.

HENROT. — Th. de Paris, 1865.

VALLEIX. — Guide du méd. pratic., 1866.

WATSON. — *On intestinal concretions,* 1868.

GUYOT-SIDEREY. — *Bull. et mém. de la soc. des hôp.,* 1868.

CADE. — *Rev. de thér. méd. chir.,* 1872.

BERVEILLER. — Th. de Paris, 1873.

TROUSSEAU. — Clin. méd., 1873.

SENEBIER. — Th. de Paris, 1873.

GODART. — Th. de Paris. 1875.

W. ALLINGHAM. — Maladies du rectum., 1877.

Diction. de Jaccoud.

Diction. de Dechambre.

QUESTIONS

Anatomie et histologie normales. — Appareil de la digestion.

Physiologie. — De l'effort.

Physique. — Induction par les courants; appareils employés en médecine.

Chimie. — Préparation et propriétés des sulfures de potassium, de fer, d'antimoine, de mercure.

Histoire naturelle. — Des inflorescences; comment les divise-t-on? Quelle est leur valeur pour la détermination des genres et des espèces.

Pathologie externe. — Des abcès du cou et de leur traitement.

Pathologie interne. — De l'hypertrophie du cœur; du rôle des nerfs vaso-moteurs dans les maladies.

Anatomie et histologie pathologiques, — De la phlébite.

Pharmacologie — Des préparations pharmaceutiques qui ont les cantharides pour base.

Thérapeutique. — De la médication altérante et de ses principaux agents.

Hygiène. — De l'encombrement.

Médecine légale. — Rigidité cadavérique; phénomènes de la putréfaction modifiés suivant les milieux; le
genre de mort, l'âge et les diverses circonstances.

Accouchements. — De l'accouchement par le pelvis.

Vu : le Président de la Thèse,
RICHET.

Permis d'imprimer :
Le Vice-recteur de l'Académie
Par le Vice-recteur
l'Inspecteur de l'Académie,
AUBIN.

Chartres. — Imp. DURAND Frères, rue Fulbert.

www.ingramcontent.com/pod-product-compliance
Ingram Content Group UK Ltd.
Pitfield, Milton Keynes, MK11 3LW, UK
UKHW020025080726
13614UKWH00004B/1566